leichte Beine
ohne Chemie
ohne OP

Injektion statt Operation

- **Biologische Methode**
- **Keine Ausfallzeiten**
- **Sofort belastbar**
- **Keine Narben**
- **Kurze Behandlungsdauer**
- **Kaum Nebenwirkungen**
- **Keine Stützstrümpfe nötig**

Gesundheit ist ein Informationsproblem!
Jedes Jahr unterziehen sich Tausende von Patienten einer nicht unge-
fährlichen Operation, um ihre Krampfadern entfernen zu lassen. Es gibt
jedoch eine bessere, unblutige, dauerhafte, ambulante Möglichkeit der
Beseitigung.   Dr. med. Max Otto Bruker (1909 – 2001)

Die Heilpraktikerin Marion Winter ist seit vielen Jahren als begeisterte Haut- und Venentherapeutin in eigener Praxis in Nürnberg tätig. Sie ist Autorin mehrer Fachbücher. Die Bekanntmachung der biologischen Krampfader-Therapie und Besenreiser-Entfernung mit der Kochsalz-Methode ist ihr ein großes Anliegen. Frau Winter ist ausgebildete und zertifizierte Krampfader-Therapeutin.

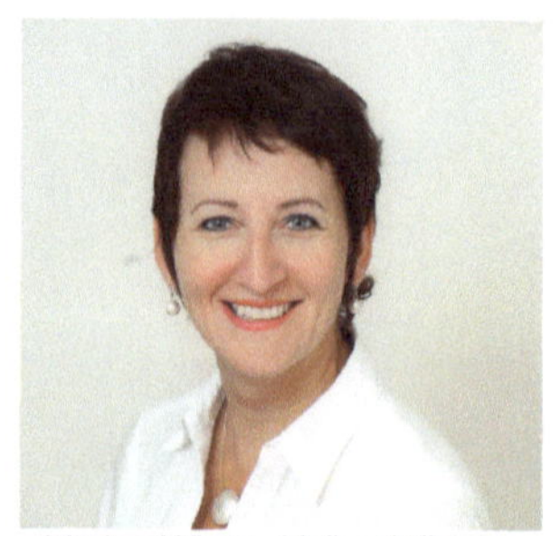

Marion Winter, Heilpraktikerin
Haut- und Venentherapeutin

Freuen Sie sich auf leichte und schöne Beine … ohne Chemie und ohne OP

In dieser Broschüre finden Sie wichtige Informationen über die Ursachen von Venenerkrankungen, viele wertvolle Tipps zur Vorbeugung sowie Informationen zur Behandlung mit dieser sanften und natürlichen Methode.

Zitat einer glücklichen Krampfader-Patientin:
„War vor kurzem zur Krampfader Bahandlung und konnte schon direkt nach der Behandlung eine deutliche Verbesserung sehen. Habe mir so eine Operation erspart! Bin sehr glücklich und zufrieden!"

Inhalt

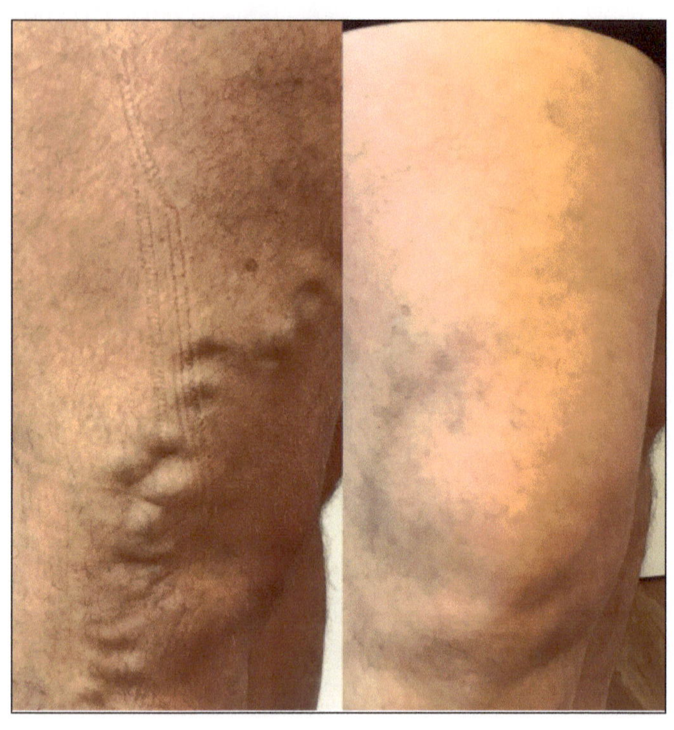

**Ergebnis nach drei Monaten – nach einmaliger Behandlung.
Noch ist der Gefäßverlauf sichtbar.
Der komplette Abbau kann bis zu einem Jahr dauern.**
Das Bild ist unbearbeitet und darf mit Erlaubnis gezeigt werden.

**Krampfader-Therapie und Besenreiser-Entfernung
mit der Kochsalz-Methode!**

Leichte Beine – ohne Chemie und ohne OP!

Eine über 100 Jahre praktizierte, natürliche Behandlungsmethode

**Effektiv und auch bei weit fortgeschrittenen Krampfadern
möglich. Endlich schöne und leichte Beine.
Vorbeugung und Therapie von Krampfadern und Besenreisern.**

Biologisch, weil bei der Behandlung dem Körper keine chemischen oder
körperfremden Substanzen zugeführt werden. Es wird eine konzentrierte
Kochsalzlösung in die Krampfader injiziert.

Sanft, weil es keinen operativen Eingriff gibt. Dadurch entfallen die sonst
damit verbundenen Risiken und Begleiterscheinungen.

Schön, weil durch individuelle Nachbehandlungen das Hautbild anschlie-
ßend nachbehandelt werden kann.

Venen-Schnell-Test

Kreuzen Sie alle für Sie zutreffenden Aussagen an

Leiden Sie unter ... oder haben Sie ...?

- ❑ Schwere, müde Beine
- ❑ Geschwollene Beine
- ❑ Schmerzen in den Beinen
- ❑ Beinkribbeln oder Juckreiz
- ❑ Wadenkrämpfe
- ❑ Besenreiser
- ❑ Flecken oder Verfärbungen an den Beinen
- ❑ Sichtbar gewölbte Adern
- ❑ Familiäre Vorbelastung
- ❑ Kältegefühl in den Beinen
- ❑ Sitzende oder stehende Arbeit
- ❑ Pilleneinnahme
- ❑ Mehrere Schwangerschaften
- ❑ Druckschmerz in der Wade
- ❑ Beinschmerzen beim Husten
- ❑ Alter über 40 Jahre

Wenn ja, Sie haben eine sanfte, biologische Wahl ...

Auswertung nächste Seite

Venen-Schnell-Test Auswertung

Wenn Sie **kein Kreuz** machen mussten, gehören Sie wahrscheinlich zu keiner besonderen Risikogruppe für Venenerkrankungen. Jedoch ist es immer gut, informiert zu sein. Je mehr Sie darüber wissen, desto früher können Sie aktiv sein. Vor allem, wenn Sie familiär vorbelastet sind.

Bei einem oder **mehreren Kreuzen** sollten Sie zur intensiven Abklärung – damit Sie sich sicher fühlen können – bald möglichst einen Venenspezialisten aufsuchen. Dann kann eine genaue Analyse erfolgen und eventuell eine entsprechende Therapie begonnen werden.

Dieser Selbst-Test kann die individuelle Diagnose durch einen Therapeuten nicht ersetzen, sondern liefert nur allgemeine Hinweise. Beschwerden sollten unbedingt medizinisch abgeklärt werden!

Regelmäßige Kontrollen und rechtzeitige Therapien sind eine gesunde Entscheidung!

Warum verändern sich Venen krankhaft?

Unser Venensystem ist lebenswichtig. In den Venen wird verbrauchtes, sauerstoffarmes Blut vom Körper zum Herzen zurücktransportiert.

Dabei leisten die Beinvenen den schwersten Teil der Arbeit. Bei Bewegung der Beine drücken die Beinmuskeln auf die Venen und pumpen so das Blut zurück zum Herzen.

Bei Krampfadern handelt es sich um krankhafte Veränderungen der Venen. Ursache dafür ist meist eine angeborene Bindegewebsschwäche. Wenn zusätzlich die Bewegung der Beinmuskulaur fehlt z.B. durch sitzende Tätigkeiten, dann staut sich Blut in den Beinen. Hierdurch wird die Venenwand gedehnt, die Venenklappen schließen nicht mehr richtig und die Venen werden als unschöne Krampfadern sichtbar.

Ohne Behandlung kann es zu Besenreisern, Schmerzen, Wassereinlagerungen, Schwellungen (Ödemen), Ekzemen, Venenentzündungen, offenen Beinen (Ulcus), Thrombosen oder Embolien kommen.

Häufige Ursachen sind:

- Familiäre Vorbelastungen
- Alter
- Schwangerschaft
- Bewegungsmangel
- Übergewicht
- Hitzeeinwirkung
- Langes Sitzen oder Stehen

Untersuchungsmöglichkeiten der Venen

Es gibt diverse Untersuchungsmöglichkeiten, die schmerzfrei, unkompliziert und schnell einen Überblick geben und den aktuellen Venenzustand abbilden.

- **Venenfunktionstest**
Eine Messmethode zur Aussage der Wiederauffüllung der Beinvenen nach Betätigung der Muskelpumpe.

- **Doppler**
Diese Analyse gibt wichtige Informationen zum Blutfluss und zur Venenklappenfunktion.

- **Ultraschall**
Eine Möglichkeit, um Veränderungen an Organen, Geweben oder Blutgefäßen zu erkennen.

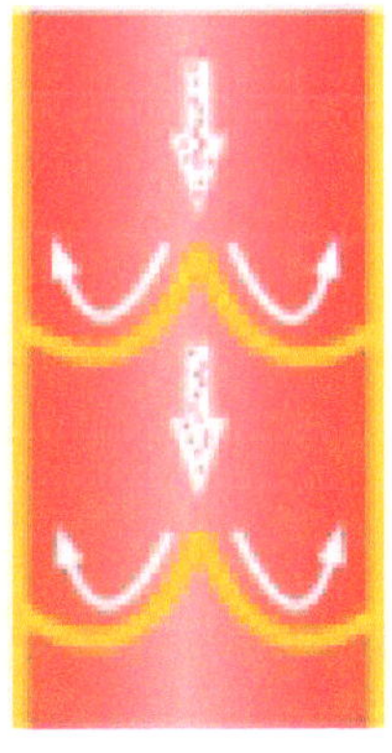

gesunde Vene

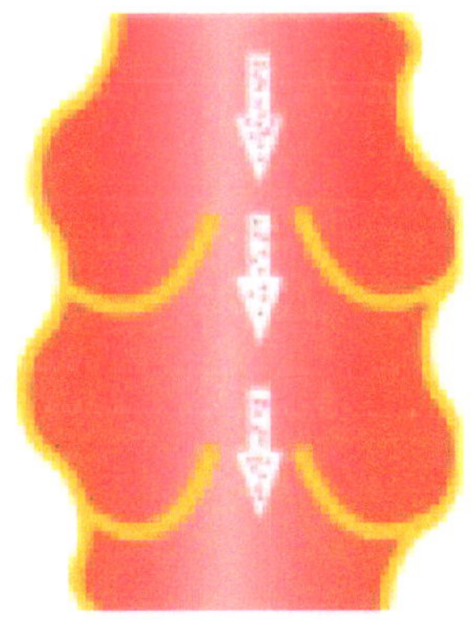

krankhaft veränderte Vene mit gestörtem Blutrückfluss

Venenfunktionstest (Licht-Reflexions-Rheographie/LRR)

Dieser Venenfunktionstest dauert nur wenige Minuten und ist absolut schmerzfrei.

Sollten Sie über 40 Jahre alt sein, ist ein Venenfunktionstest immer sinnvoll – ganz gleich, ob Sie zu einer Risikogruppe gehören, heute schon Probleme haben oder noch nicht.

Der Test wird bequem im Sitzen durchgeführt. Ein selbstklebender Messkopf wird jeweils auf die Innenseiten der Unterschenkel angebracht. Durch Wippen der Füße wird das Blut Richtung Herz gepumpt. In der anschließenden Ruhephase erfolgt die informative Messung.

Wie lange dauert es, bis das Blut ohne Bewegung zurückfließt?
Je schneller der Rückfluss passiert, desto schwächer sind die Venen und desto geschädigter die Venenklappen.

Ein Wert unter 25 Sekunden gilt als behandlungbedürftig.
Je langsamer die Venen wieder aufgefüllt werden, desto besser ist es um die Funktion der Venenklappen bestellt.

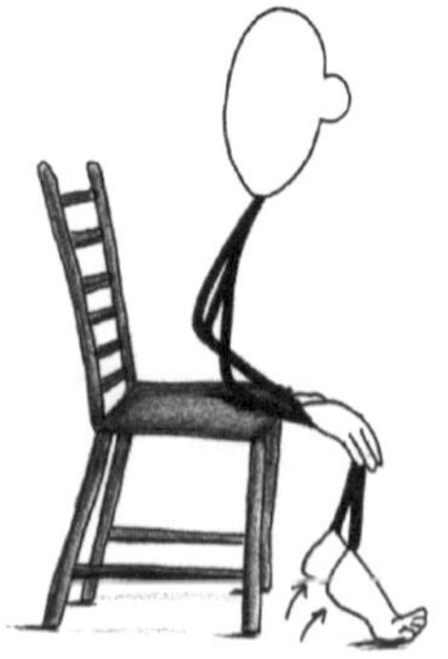

Durch Wippen der Füße wird das Blut Richtung Herz gepumpt. In der anschließenden Ruhephase erfolgt die informative Messung.

Messergebnis Informationen des Venenfunktionstestes

- mehr als 25 Sek. Auffüllzeit = Normalbefund
- 20 – 25 Sek. Auffüllzeit = venöse Funktionsstörung I. Grades
- 10 – 19 Sek. Auffüllzeit = venöse Funktionsstörung II. Grades
- weniger als 10 Sek. Auffüllzeit = venöse Funktionsstörung III. Grades

Die dadurch gewonnenen Ergebnisse einer LRR (Licht-Reflexions-Rheographie) dienen der Orientierung. Sie können keine exakte Auskunft über den Venenstatus geben. Erste Informationen über den Zustand der Venen sind möglich, es muss allerdings noch weiter diagnostiziert werden.

Dieser einfache Test kann häufig bei Venentherapeuten oder manchmal auch in Apotheken oder Reformhäusern durchgeführt werden.

**Regelmäßige
Testungen sind wichtig,
damit Venen Veränderungen
frühzeitig erkannt werden und
entsprechende Maßnahmen
durchgeführt werden können.**

Gute Gründe für eine Venenuntersuchung

Jede fünfte Frau und jeder sechste Mann in Deutschland leidet an einer fortgeschrittenen chronischen Venenerkrankung.
(Quelle: Venenliga.de)

1. Thrombosegefahr durch Pille, Schwangerschaft oder Übergewicht.

2. Krampfadern sind nicht heilbar, sondern nur behandelbar.

3. Besenreiser sind nicht nur ästhetisch unschön, sondern erste Vorboten einer Venenschwäche.

4. Lifestyle – Gewohnheiten wie Rauchen und/oder Alkohol schädigen die Adern.

5. Bewegungsmangel fördert Venenschwäche.

6. Familiäre Vorbelastung ist ein Risikofaktor.

Neben der Venenmessung sind – nach Rücksprache mit einem Venentherapeuten – meist weitere Untersuchungen notwendig, um eine Venenschwäche abschließend zu beurteilen.

Gehen Sie deshalb zur Venen-Beratung und zum Venen-Check!

Denn regelmäßige Vorsorge, optimale Venen-Fit-Übungen und die richtigen Tipps sind die beste Voraussetzung für beste Venen-Gesundheit!

Welche Behandlungsmöglichkeiten gibt es?

Es gibt mehrere Therapieoptionen. Je nachdem, welche Behandlung Sie
bevorzugen oder in welchem Stadium sich Ihre Beschwerden befinden.

* Stütz- oder Kompressionsstrümpfe
  Diese üben auf die Venen Druck aus. Dadurch wird der Rückfluss des
  Blutes zum Herzen unterstützt. Hilfreich bei geschwollenen Beinen.

* Venenoperation
  Die klassische Venenoperation ist die Stripping-OP. Dabei wird die
  erkrankte Krampfader mit einem Schnitt aus dem Bein gezogen.

* Radiofrequenzbehandlung
  Es wird ein Katheder in die Krampfader geschoben. Mittels Hitze
  schrumpft die Venenwand zusammen.

* Laserbehandlung
  Der spezielle Katheder wird in die Krampfader eingeführt und durch die
  Laserenergie verschließt sich das Gefäß.

* Verödungsbehandlung mit chemischen Mitteln
  Ein chemisches Mittel wird als Flüssigkeit oder als Schaum in die Gefäße
  gespritzt.

* Venenkleber
  Chemische, medizinisch zugelassene Klebstoffe verkleben die Venen.

Besenreiser natürlich entfernen

Sichtbare Gefäße an den Beinen sind ästhetisch nicht schön!

Bereits junge Menschen sind davon betroffen. Dünne oder dickere blau-rot schimmernde Äderchen ziehen sich wie feines Geäst über die Beine. Das sind allerdings meist schon Anzeichen einer beginnenden Venen-erkrankung. Das Risiko für eine nachfolgende Erkrankung der Beinvenen steigt mit zunehmendem Alter und möglichen Risikofaktoren.

Die Entfernung der Besenreiser ist ähnlich wie die Krampfader-Therapie. Dafür wird auch eine konzentrierte Kochsalzlösung punktgenau in die feinen Besenreiser gespritzt. Meist lässt sich direkt beim Einspritzen der Kochsalzlösung die optimale Verteilung im feinen Venengeflecht beobachten. Das Ergebnis zeigt sich nach einigen Tagen oder Wochen.

Meist reichen ein bis drei Behandlungen aus.
Manchmal muss jährlich behandelt werden.

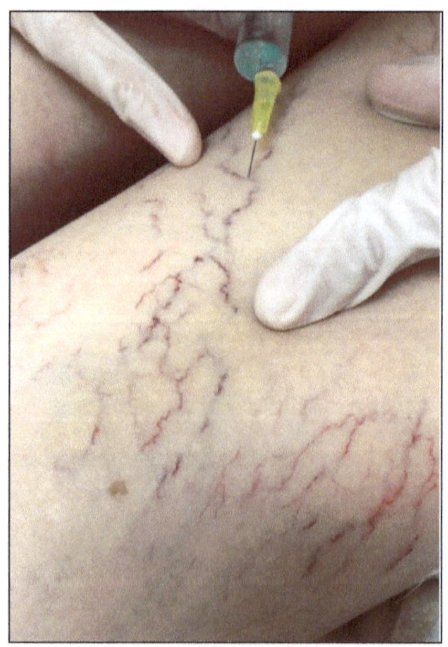

Wie funktioniert die Kochsalz-Methode?

Krampfadern entstehen, wenn sich die Venenwände und Venenklappen – durch verschiedene Ursachen – krankhaft verändern. Es weiten sich die Gefäße, die Venenklappen schließen nicht mehr und der Blutrückfluss zum Herzen ist gestört. Das Blut pendelt im Bein und es kommt zum Blutstau in den Adern. Besonders häufig sind die oberflächlichen Venen der Beine betroffen.

Für die Krampfader-Behandlung wird eine hochkonzentrierte, individuell abgestimmte Kochsalzlösung in die Vene eingespritzt. Diese Lösung schädigt die Innenschicht der krankhaft veränderten Ader. Dadurch verschließt sich das Gefäß. Diese „Verschweiß-Reaktion" oder auch „Verschlussreaktion" ist es, die die Vene wie in eine festsitzende Thrombose verändert.

Die Auswirkung der konzentrierten Salzlösung wird nach kurzer Zeit für ca. eine Minute als krampfartiger Schmerz im Bein empfunden.

Im Laufe der nächsten Tage, Wochen und Monate verhärtet sich der Venenstrang und wird von den körpereigenen Fresszellen abgebaut.

Je nach Ausprägung und Intensität der Erkrankung können eine oder auch mehrere Behandlungen nötig sein.

Auch kann die Krampfader nach anfangs erfolgreichem Verschluss wieder durchgängig werden. Eine erneute Behandlung oder eine alternative Therapiemethode wird dann unter Umständen nötig sein. Bei Krampfadern und Besenreisern sind meistens mehrere Behandlungen notwendig.

Es ist auch möglich, dass neue Adern nach einer erfolgreichen Behandlung auftreten. Deshalb sind regelmäßige, meist jährliche Nachuntersuchungen durch den Behandler empfohlen.

**Empfohlen wird – wie bei der Zahnprophylaxe –
ein jährlicher Kontrolltermin.
So haben Sie Sicherheit!**

Therapeutischer Behandlungsablauf

- Ausführliche Untersuchung und Besprechung der Krankheitsgeschichte
- Venenmessung und Fotodokumentation
- Markierung der zu behandelnden Bereiche
- Auswahl und Zubereitung der individuellen Dosierung
- Desinfektion
- Venenverweilkanüle legen (häufig im Stehen) und Lagerung des Beines
- Kontrolle und Spülung der Vene mit physiologischer Kochsalzlösung
- Einspritzen der hochprozentigen Kochsalzlösung
- Empfindungen abfragen
- „Drücken", „Ziehen", „dumpfer Schmerz" oder „Bein-Krampfen" für ca. eine Minute abwarten
- „Verschweiß-Reaktion" kontrollieren
- Wundversorgung mit Pflaster oder Fixierverband, selten eine Kompressionswickelung
- Kontrolluntersuchung nach einigen Wochen

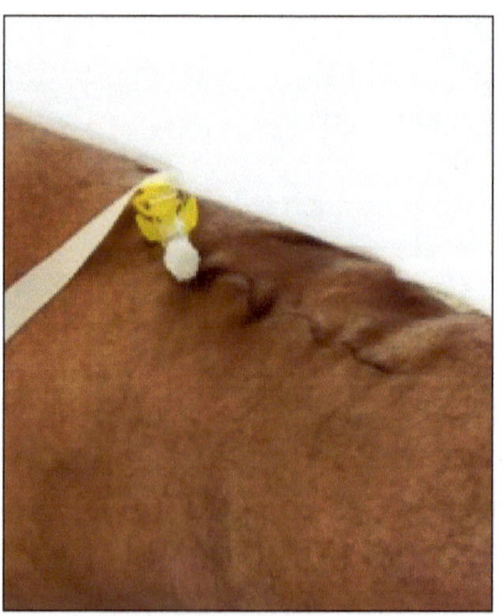

Vorbereitung zur Injektion der Kochsalzlösung

Fragen und Antworten zur Behandlung

Warum soll ich meine Krampfadern entfernen lassen?

Sichtbare Besenreiser sind eher ein ästhetisches Problem und lassen sich mit der Kochsalz-Methode gut entfernen. Krampfadern können jedoch von anfangs geringen Beschwerden bis hin zu offenen Beinen große Probleme verursachen. Deshalb ist eine rechtzeitige Behandlung so sinnvoll und wichtig. Ohne Behandlung kann es zu Schmerzen, Schwellungen, Wassereinlagerungen (Ödemen), Spannungsgefühl, Flecken, Hautveränderungen, wiederholten Venenentzündungen und oft nur schwer behandelbaren Unterschenkelgeschwüren kommen. Bei großen, vor allem tiefen Krampfadern besteht ohne rechtzeitige Behandlung auch die Gefahr einer Thrombose mit Verschleppung in die Blutbahn, Lungenembolie und andere Formen der Gefäßverschlüsse.

Ist die Behandlung schmerzhaft?

Schmerzempfinden ist ja immer sehr individuell. Meist steht der Schmerz an sich nicht im Vordergrund der Behandlung. Zuerst ist der kurze Piecks als Einstichschmerz spürbar. Dem folgt ein intensives, ziehendes Krampfempfinden für ca. eine Minute. Danach ist es ein Druckgefühl aber meist kein Schmerz mehr.

Was spüre ich nach der Behandlung?

Manchmal ein leichtes Brennen und eine ungewohnte Empfindung an der behandelten Krampfader.

Kann ich direkt nach der Behandlung laufen?

Ja, unbedingt. Empfohlen ist aktives Laufen für die folgenden zwei Stunden nach der Behandlung. So wird der Blutfluss durch die Muskelpumpe unterstützt und das Blut kann in die umliegenden Adern gepumpt werden.

Wie schnell kann ich den Erfolg sehen?

Manchmal gleich nach der Behandlung. In den folgenden Tagen, Wochen und Monaten wird das Ergebnis immer deutlicher sichtbar werden. Die Ader verändert sich in einen harten, spürbaren Strang. Selten kommt es zu leicht schmerzhaften Veränderungen oder auch zu Entzündungen. Der Körper arbeitet intensiv daran, die krankhafte Krampfader abzubauen.

Schadet die Kochsalzlösung den gesunden Venen?

In gesunden Venen fließt die Salzlösung zügig von Venenklappe zu Venenklappe weiter nach oben und verdünnt sich immer mehr im großen Körperkreislauf. In den krankhaft veränderten Venen kann die hochkonzentrierte Kochsalzlösung die gewollte „Verschluss-Reaktion" auslösen.

Macht die Behandlung eine Thrombose oder eine Embolie?

Grundsätzlich könnte nach einer Venenbehandlung eine Thrombose entstehen. Die „Verschweiß- oder Verschluss-Reaktion" ist einer Thrombose sehr ähnlich. Nur so kann sich das Gefäß schließen und abbauen.

Kommen die Krampfadern wieder?

Egal mit welcher Methode können auch bereits behandelte Gefäße wieder durchlässig werden oder neue dazukommen. Das hängt von mehreren Faktoren ab. Deshalb sollte – wie bei der Zahnprophylaxe – jährlich einmal eine Kontrolluntersuchung stattfinden.

Gibt es einen optimalen Zeitpunkt für die Behandlung?

Nein, jetzt ist die beste Zeit dafür!

Klappt die Kochsalz-Methode auch bei Besenreisern?

Ja, diese natürliche, biologische Therapie ist auch bestens für die störenden Besenreiser am Bein geeignet.

Was kann ich zur Vorbeugung tun?

Intensives Gehen, Laufen, Walken, Schwimmen, Beingymnastik – einfach alles, was die Muskelpumpe unterstützt ist dafür bestens geeignet. Natürlich gehören eine optimale Ernährung und ein ausgeglichener Lebenswandel dazu.
Venen-Fit-Übungen eignen sich optimal zur Vorbeugung von Venenerkrankungen.

Werden die Kosten von der Krankenkasse übernommen?

Die privaten Kassen übernehmen die Kosten meist. Bei den gesetzlichen Krankenkassen lohnt sich eine Anfrage. Im Vergleich zu den wesentlich höheren Kosten einer anderen Therapie lassen sich oft individuelle Vereinbarungen treffen. Lassen Sie sich einfach einen Kostenvoranschlag erstellen. Grundsätzlich wird die Therapie nach der Gebührenordnung für Heilpraktiker abgerechnet.

Wo finde ich einen qualifizierten Therapeuten für diese biologische Methode?

Dr. Berndt Rieger hat auf seiner Webseite eine Liste von ausgebildeten Krampfader-Therapeuten mit der Kochsalz-Methode erstellt.
http://www.sanftekrampfadernentfernung.de
http://www.sanftekrampfadernentfernung.de/therapeuten/

Auch auf der Webseite von Dr. Sundaro Köster finden sich Adressenlisten von Therapeuten, die er ausgebildet hat:
http://www.sanfte-krampfaderentfernung.de
https://www.sanfte-krampfaderentfernung.eu/index.html#therapeutenliste

**Krampfadern sind nicht nur ein ästhetisches Problem
sondern können zum gesundheitlichen Risiko werden!**

ÄSTHETIK KONZEPTE
Marion Winter, Heilpraktikerin
Haut- und Venentherapeutin
Krebsgasse 7
90402 Nürnberg
Telefon: +49 911 225096
Ästhetik-Konzepte.de

Mein großes Dankeschön, an Dr. Köster und Dr. Rieger, die sich dieser Methode gewidmet haben und sie wesentlich weiterentwickelt haben.

Was muss ich vor, zur und nach der Behandlung beachten?

Vor der Behandlung
- Zwei Wochen vor der Behandlung kein Aspirin oder Enzympräparat einnehmen.
- Dauermedikation z.B. Blutverdünnung (Marcumar) und Vorerkrankungen angeben.
- Allergien und Unverträglichkeiten angeben.
- Keine Impfungen vier Wochen vor der Behandlung.

Zur Behandlung
Kommen Sie ausgeruht und in bequemer Kleidung zum geplanten Termin. Sie müssen nicht nüchtern sein wie bei einer Operation. Achten Sie darauf, dass sie bereits ausreichend Flüssigkeit zu sich genommen und etwas gegessen haben damit die Behandlung optimal starten kann.

- Tragen Sie bequeme Kleidung und am besten Sportschuhe.
- Keine Stütz- oder Kompressionsstrümpfe tragen.

Nach der Behandlung
Sie sind nach der Behandlung voll belastbar und können Ihren normalen Tätigkeiten nachgehen. Empfohlen ist aktives Laufen für die folgenden zwei Stunden nach der Behandlung.

Nach einiger Zeit werden die Venen durch die „Verschweiß-Reaktion" fest und hart. Manchmal treten auch Rötungen oder Entzündungsreaktionen auf. Das ist eine natürliche Reaktion des Gewebes auf die Behandlung. Der Körper kann die Vene durch die körpereigenen Fresszellen im Laufe der Zeit selbst abbauen. Dieser Prozess dauert mehrere Monate, in Einzelfällen bis zu einem Jahr oder darüber hinaus. Wenn sich die Krampfader nicht ausreichend verschlossen hat, kann die Behandlung wiederholt werden.

- Keine Hautreinigung und keine Pflegepräparate während der nächsten 24 Stunden.
- Quark-, Retterspitzumschläge, Arnica Gel, Voltaren-Gel und regelmäßiges Kühlen, wenn es zu einer Entzündungsempfindung kommt.
- 14 Tage keine Vollbäder, Sauna, Massagen, Packungen, Lymphdrainagen oder andere Behandlungen.

- Keine intensiven Sportarten (Beinpresse), Schwimmen ist nach 2 Tagen möglich.
- Bei blauen Flecken, Blutergüssen, Rötungen oder Verschorfung: Arnica Globuli und Wundheilsalbe.
- Anfallenden Schorf keinesfalls abkratzen.
- Übliche Hautpflege frühestens nach 24 Stunden.
- 4 Wochen keine Sonneneinstrahlung, LSF 50 für 2-3 Wochen, dann LSF 20-30.

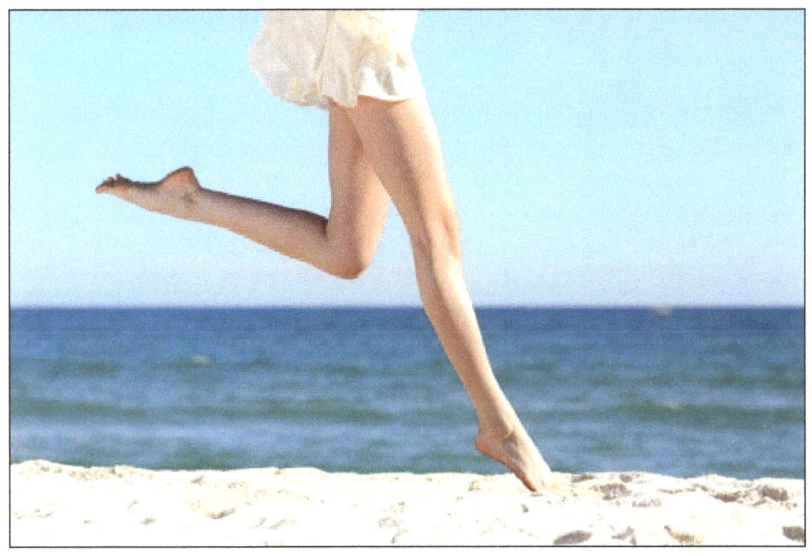

Mit leichten und schönen Beinen

durch das Leben hüpfen …

Warum ist die Methode so unbekannt?

Prof. Dr. Paul Linser (1871 - 1963) war Venenspezialist, der die Methode der Krampfaderentfernung mit konzentrierter Kochsalzlösung weltweit als einer der ersten Spezialisten entwickelte. Er praktizierte in seinem Gesundheitszentrum in Lahnstein die biologische Kochsalz-Methode.

Der bekannte Gesundheitsarzt und Venenspezialist Dr. Max Otto Bruker (1909 - 2011), schreibt in seinem Buch „Krampfadern":
„Ich glaube, dass einer der wichtigsten Gründe darin liegt, dass diese Methode zu einfach ist und die Menschen (ich meine auch meine Kolleginnen und Kollegen) es sich nicht vorstellen können, dass man Krampfadern mit einer Methode, die nur zwei Minuten dauert, endgülig, komplikationslos und kosmetisch einwandfrei beseitigen kann."

Die tägliche Arbeit wurde durch die zu der Zeit erhältlichen Materialien erschwert. Die Nadeln waren grob und meist durch den häufigen Gebrauch stumpf. So konnte es passieren, dass die starre, dicke Nadel das Gefäß durchstach und so die hochprozentige Lösung das Gewebe schädigte. Diese Probleme waren meiner Meinung nach der Hauptgrund dafür, dass die Methode nur von wenigen, geschickten Behandlern erfolgreich durchgeführt wurde.

Dem technischen Fortschritt ist es zu verdanken, dass die Therapie immer weiterentwickelt wurde. Die Nadeln wurden immer feiner. Heute lassen sich auch feinste Gefäße präzise punktieren. Die Entwicklung der Venenverweilkanüle machte die Injektion der hochkonzentrierten Kochsalzlösung noch sicherer. Es wird nach einem kurzen Anpieksen der Krampfader nur noch ein dünner Schlauch ins Gefäß eingeführt.

Zudem kamen Dr. Köster und Dr. Rieger auf die geniale wie simple Idee des „Löschens". Dafür wird bei jeder Behandlung eine „Notfall-Spritze" mit physiologischer Kochsalzlösung bereitgelegt. Sollte bei einer Behandlung trotz aller Präzision hochprozentige Kochsalzlösung ins Gewebe kommen, kann sofort mit der physiologischen Kochsalzlösung verdünnt werden. Das gibt der Therapie heutzutage die nötige Sicherheit!

Aktuell gewinnt die Methode der biologischen Krampfader-Therapie immer mehr Bekanntheit – biologisch, einfach und im Vergleich günstig!

Reaktionen, Risiken und Nebenwirkungen

Sollte eine unerwünschte Reaktion bei Ihnen auftreten, welche Sie auf die Behandlung zurückführen, wenden Sie sich bitte sofort an Ihren Behandler.

Manchmal ist die behandelte Stelle mehrere Tage überempfindlich und manchmal schmerzhaft. Oft entwickelt sich ein Wärmegefühl oder auch eine Rötung im Behandlungsgebiet. Das ist eine Entzündungsreaktion auf die Kochsalzinjektion. Da kann jederzeit mit Kühlpads gekühlt werden. Auch Quark-Auflagen oder Retterspitz-Umschläge, Weleda Arnica-Gel oder Voltaren-Gel äußerlich aufgetragen sind sehr wohltuend in dieser Zeit. Meist klingen diese Beschwerden nach einigen Tagen ab.

Der Entzündungsprozess ist ein Teil der „Verschweißreaktion".

In der Folge beginnt der Abbau mit der Verhärtung der Venen und dem Auflösen des Venenstranges.

1. Wenige Sekunden nach der Einspritzung tritt als Erstreaktion ein krampfartiges oder ziehendes Gefühl auf, das etwa eine Minute anhält und danach wieder völlig verschwindet.

2. Die Krampfader kann sich in Einzelfällen rekanalisieren und wieder neu auftreten. Sie kann sich auch nicht ausreichend verschließen oder nur kleiner werden. In solchen Fällen kann die Behandlung wiederholt werden, um einen optimalen, dauerhaften Verschluss zu erreichen.

3. Durch die hochkonzentrierte Kochsalzlösung kann es in seltenen Fällen zu lokalen Entzündungen oder Infektionen kommen. Unter Umständen sind weitergehende Behandlungsmaßnahmen erforderlich.

4. Bei Menschen, die zu Pigmenteinlagerungen neigen, kann durch die hochprozentige Kochsalzlösung im Bereich des Krampfaderverlaufs eine bräunliche Verfärbung auftreten, die sich in seltenen Fällen nicht mehr zurückbildet.

5. Blutgerinnsel im Venensystem, eine Beinvenenthrombose oder eine Lungenembolie können bei jeder Venentherapie auftreten. Das ist wohl bei der „Kochsalz-Methode" theoretisch möglich aber eher unwahrscheinlich.

6. Eiterung bzw. Abszessbildung sind selten. Unter Umständen sind weitergehende Behandlungsmaßnahmen erforderlich. Das Infektionsrisiko ist bei Personen mit Diabetes (Zuckerkrankheit) erhöht.

7. Sehr selten kann die Kochsalzlösung ins Gewebe gelangen und dort Geschwüre oder Nekrosen (Gewebstod) ausbilden, die eine chirurgische Wundpflege notwendig machen und Narbenbildung zur Folge haben können. In den allermeisten Fällen kann eine Geschwürbildung durch rechtzeitige Verdünnung der Lösung verhindert werden.

8. Bei einer intensiven Behandlung mit Erfassung zahlreicher Krampfadern ist besonders im Bereich des Unterschenkels eine vorübergehende oder dauerhafte Abflussstörung des Blutes mit Schwellung des Fußes und Unterschenkel möglich. Meist bildet sich diese innerhalb von Wochen, manchmal Monaten, selten niemals wieder zurück. In diesem Fall wird dann das Tragen von Kompressionsstrümpfen für einen längeren Zeitraum notwendig, um die Neuausbildung von gesunden Venen zu fördern. Dabei entstehen manchmal auch neue Besenreiser.

9. Nervenschädigungen sind sehr selten. Je nach betroffenen Nerven können sie sich als Gefühlsstörungen an der Haut oder Funktionsstörungen einzelner Muskeln äußern.

Bei einer akuten Krampfaderentzündung oder einer Thrombose der tiefen Beinvenen ist keine Behandlung möglich!

Eine genaue Abklärung muss immer in Absprache mit dem Therapeuten stattfinden.

Venen-Fit-Übungen

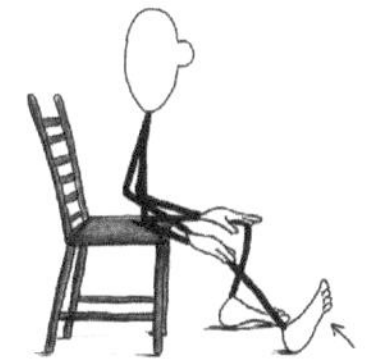

- Stabilisieren die Gefäße
- Aktivieren die Muskelpumpe
- Unterstützen den Blutrückfluss
- Kräftigen die Beine

**Mit diesen Venenübungen
unterstützen Sie aktiv Ihre Venengesundheit**

Ihre Füße sind schwer, geschwollen und fühlen sich müde an?
Ihr Tag war anstrengend, mit langem Sitzen oder Stehen?

Dann gönnen Sie sich und Ihren Beinen 2 x täglich 10 Minuten effektives Training. Die Übungen unterstützen den Rücktransport des Blutes zum Herzen und kräftigen die Muskelpumpe. Die aktivierten Beinmuskeln unterstützen die Venen – entgegen der Schwerkraft – das Blut zurück zum Herzen zu pumpen. Am Besten planen Sie diese effektive Venengymnastik in Ihren täglichen Alltag ein. Das ist aktive Prophylaxe und Hilfe falls schon Probleme bestehen. Für mehr Gesundheit und körperliches Wohlgefühl.

Machen Sie alle Übungen achtsam. Kontrollieren Sie immer Ihre gleichmäßige, freie und bewusste Atmung. Wiederholungen im 10er Rhythmus haben sich bestens bewährt. Machen Sie zwischen den Übungen eine Minute Pause.

Wie bei vielen Dingen liegt der Erfolg auch hier in der Regelmäßigkeit. Das ist wie Zähneputzen. Morgens und abends – einfach ohne Nachzudenken – ein Ritual, das Ihnen guttut und zur Vorbeugung als Venenpflege oder zur Unterstützung bei bestehenden Problemen sehr hilfreich ist.

Übungen im Sitzen

Setzen Sie sich bequem und aufrecht an die Stuhlkante. Wenn Sie sich sicherer fühlen, können Sie sich auch anlehnen. Diese Übungen lassen sich prima im Büro, in der Mittagspause oder auch bei Wartezeiten durchführen.

Beinstrecker

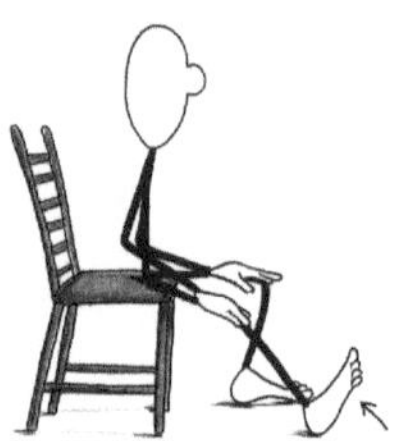

An die Stuhlkante setzen, ein Bein am Boden ausstrecken, die Fußspitze abwechselnd nach vorne und wieder Richtung Körper dehnen.
Aktiviert die Wadenmuskeln und den Blutrückfluss.

Zehenwippe

An die Stuhlkante setzen, die Füße im 90°-Winkel anwinkeln, auf die Fußspitze stellen und absenken.

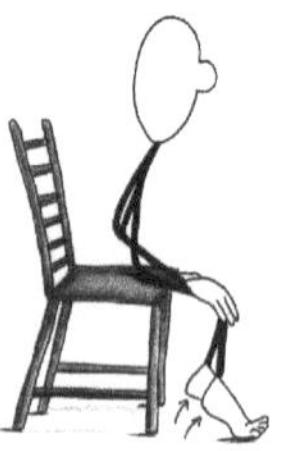

Aktiviert die Wadenmuskeln und den Blutrückfluss.

Zitterbein

An die Stuhlkante setzen, den Fußballen aufstellen und mit beiden Füßen wackeln, so dass die Vibration bis in den Oberschenkel spürbar ist.
Aktiviert die Wadenmuskeln und den Blutrückfluss.

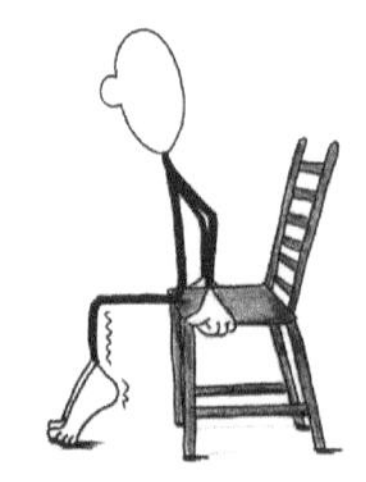

Übungen im Stehen

Unterstützen Sie sich mit einer Haltemöglichkeit, falls Sie Gleichgewichts-
probleme, Kreislaufprobleme oder einen unsicheren Stand haben.

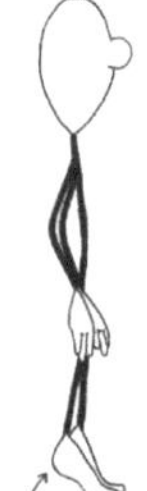

Zehen- und Fersenwippe im Stand

Im Stand abwechselnd auf die Zehenspitzen erheben,
kurz halten und wieder absenken. Das Gewicht auf
die Ferse geben und die Zehen nach oben heben.
Die Wadenmuskelpumpe wird aktiviert und die Muskeln
gekräftigt.

Oberschenkelstrecker

Im aufrechten Stand ein Bein nach hinten zum
Po hochbringen, mit der seitengleichen Hand
fassen und achtsam den Oberschenkel dehnen.
Seitenwechsel.
Aktivierung der Oberschenkelmuskulatur und
Kräftigung der Muskeln.

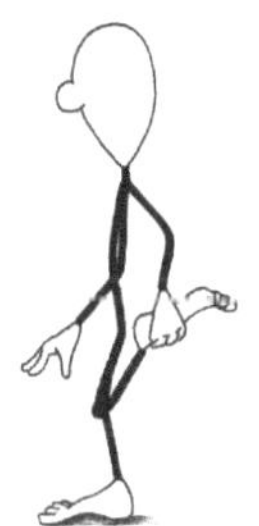

Knie-Sitz

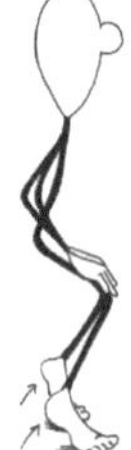

Hüftbreit beide Beine auf den Boden stellen, in
eine tiefe Hocke gehen, beide Fersen vom Boden
heben und auf die Zehenspitzen stellen.
Waden- und die Oberschenkelmuskeln werden
gekräftigt.

Übungen in Rückenlage

Legen Sie sich bequem auf den Rücken. Bei Bedarf können Sie ein Kissen oder ein Rückenpolster unterlegen.

Bein- und Zehenstrecker

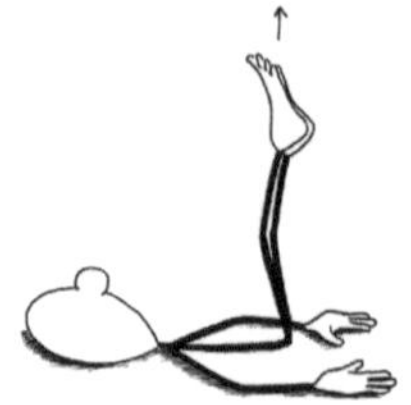

Rückenlage, Beine nach oben ausstrecken, Zehen in Richtung Decke strecken und zurück. Das schafft Erleichterung bei schweren und geschwollen Beinen.
Durch die Schwerkraft wird der Blutrückfluss unterstützt und die Venen leeren sich.

Luft-Radfahren

Rückenlage, Beine nach oben ausstrecken, in der Luft Radfahren. Vorwärts und rückwärtsfahren.

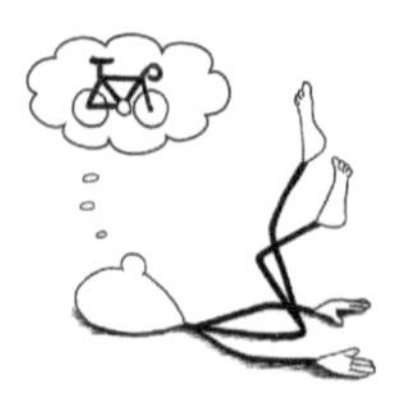

Unterstützt den Blutrückfluss und aktiviert die Muskelpumpe.

Wandhaltung

In Rückenlage mit dem Gesäß so nah wie möglich an die Wand rücken. Beine ausgestreckt an die Wand lehnen. So lange wie möglich halten. Das schafft intensive Erleichterung bei schweren und geschwollen Beinen.
Durch die Schwerkraft wird der Blutrückfluss unterstützt und die Venen leeren sich.

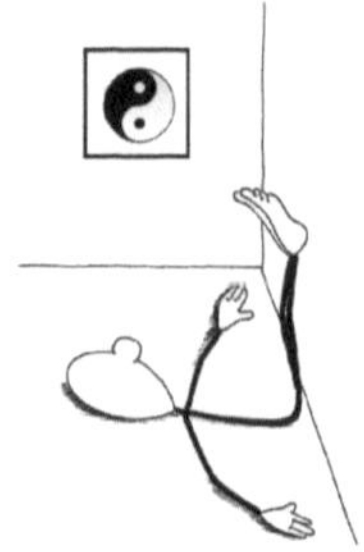

Tipp: Zur Intensivierung können einige Übungen wunderbar als Wassergymnastik gemacht werden.

Gerne können Sie den „Venen-Fit-Übungsplan" per E-Mail kostenlos anfordern oder bequem direkt von meiner Homepage herunterladen. Im praktischen Din A4-Format haben Sie alle wichtigen Infos auf einem Blick. So macht Üben Spaß!

E-Mail: post@aesthetik-konzepte.com
Internet: www.aesthetik-konzepte.com

Viel Freude, Ausdauer und Erfolg dabei!

Alle Venen-Fit-Übungen im Überblick als A4 Plakat

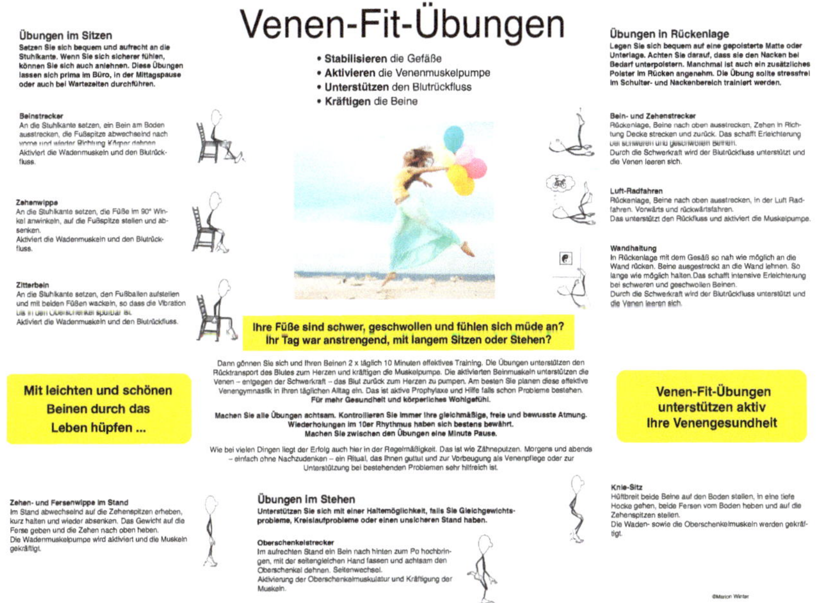

Lesen Sie weiter!

**Krampfader-Therapie und Besenreiser-Entfernung
mit der Kochsalz-Methode**
Leichte Beine – ohne Chemie ohne OP

Das Büchlein erhalten Sie als Print-Ausgabe in meiner Praxis oder über Amazon.de in gedruckter Form und als E-Book.

Bisher von Marion Winter erschienene Bücher:
Fußbewusstsein: ISBN: 978-3923330324
Aromakunde für die Naturkosmetik: ISBN: 978-3923330744
Praktische Aromakosmetik: ISBN: 978-3923330713
Kinderaromatherapie: ISBN: 978-3923330126

Abonnieren Sie gerne den Newsletter auf meiner Webseite.
Dann sind Sie immer bestens informiert. Meine Tätigkeitschwerpunkte sind Haut- und Venentherapien sowie Ästhetik-Konzepte für alles, was schön und glücklich macht. ;-)

https://www.aesthetik-konzepte.com.

Oder folgen Sie mir auf Instagram oder liken mich auf Facebook
oder vergeben mir Sternchen auf Google ...
Das würde mich sehr freuen und helfen, diese kostengünstige, sanfte und biologische Methode bekannter zu machen!

Literatur- und Quellenhinweise
https://www.venenliga.de
Dr. Max Otto Bruker, Krampfadern, Emu Verlag, 2015
Köster Sundaro, Rieger Berndt, Krampfadern schonend und natürlich entfernen, Kopp Verlag, 2012
Stritecky Tomas, Diagnostik und Therapie der Krampfadern: Krampfadern erkennen und behandeln. Anatomie und Dopplersonographie der Venen und Venenklappen. und Vorschläge zur aktiven Selbstbehandlung, Thieme Verlag, 2004

Impressum

Krampfader-Therapie und Besenreiser-Entfernung
mit der Kochsalz-Methode
Leichte Beine – ohne Chemie und ohne OP

1. Auflage
Herausgeber:
© BST-Verlag
Marion Winter
Krebsgasse 7
90402 Nürnberg
0911 23 73 707
post@bst-verlag.de
www.BST-Verlag.de

Verantwortlich: Marion Winter
Lektorat: Annika Haas
Sven Mihm, mihm-werbung.de
Illustration: Rahel Widmer, Federfarbenwerk.ch

Fotos: Shutterstock.com. Bildnachweis: shutterstock_63285385@Shutterstock.com, shutterstock_571426513@Shutterstock.com, shutterstock_197758277_Antonio Guillem@Shutterstock.com und Privat
Druck: Wir-machen-Druck.de

Die Informationen in dieser Broschüre wurden sorgfältig zusammengestellt und ausgearbeitet. Sie ersetzen dennoch nicht den Rat eines kompetenten Therapeuten. Alle Angaben sind ausnahmslos ohne Gewährleistung. Jede Haftung für Personen-, Sach- und Vermögensschäden ist damit ausgeschlossen. Das gilt sowohl für die Autorin als auch für den Verlag. Alle Rechte vorbehalten.

Das Werk und alle darin enthaltenen Artikel und Abbildungen sind urheberrechtlich geschützt. Jede Verwertung und Vervielfältigung der Inhalte ist ohne Zustimmung der Herausgeber unzulässig. Dies gilt ebenso für die Digitalisierung oder die elektronische Weiterverarbeitung des digitalisierten Materials.

Persönliche Notizen

Scheuen Sie sich nicht, Ihren Behandler nach Ihren individuellen Risiken und Möglichkeiten zu fragen.
Notieren Sie sich Ihre Fragen, damit Sie beim Besprechungstermin alles klären können.